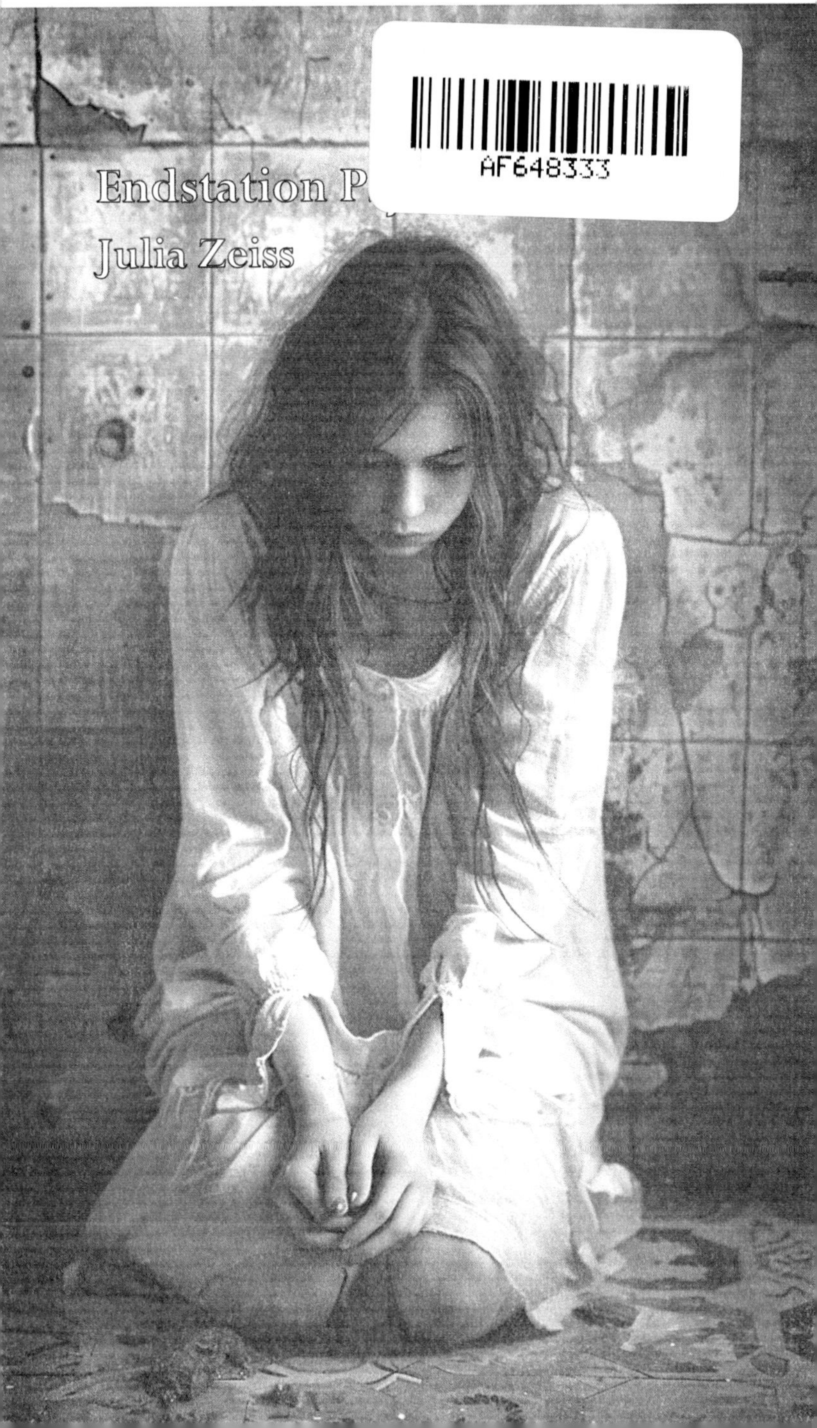
Endstation P
Julia Zeiss

Julia Zeiss

Endstation Psychiatrie

Triggerwarnung

Ein langer Leidensweg

Autobiografie

DeBehr

Herausgeber: Verlag DeBehr, Radeberg
Erstauflage: 2024
ISBN: 9783987272042
Grafiken erstellt über Midjourney.com

Inhalt

Vorwort

Hallo, meine lieben Leser und Leserinnen, wieder will ich euch mitnehmen. Das, was mich beschäftigt und in dem sich der eine oder andere in meinen Worten vielleicht selbst wiedererkennt.

Sammlung von Schriftzügen

Hey ich muss das mal loswerden.
Ich fühle mich hilflos und machtlos, weil ich gerade nichts verändern kann. Ich bin hier und sitze die Krise aus. Aber ich kann zu Hause gerade nichts unternehmen, dass ich vorankomme. Ich versuche, Lösungen zu finden. Aber ich kann nichts umsetzen. Es dauert alles eine Ewigkeit. Ich fühle mich in der Zeit als Schnecke gefangen. Die Tage kriechen davon. Und in meinem Kopf rasen die Ideen und Gedanken. Meine Meinungen und Ansichten sind absolutistisch eingestellt. Von Motz und Trotz geleitet. Und dann bin ich lieb und zärtlich zu mir und anderen. Und die Welt scheint für einen Augenblick ein schöner Ort zu sein.
Doch dann kippt die Wippe zurück ins Niemandsland. So ganz verlassen und einsam in mir drinnen. Keine Freude. Kein Herz zum Lieben. Nur diese eisige Kälte, die nicht zum Schmelzen beginnt. Eingefroren

in jener Stunde der Zeit der Vergangenheit. Ich hoffe, dass der Winter bald vergeht. Es treibt mich in den Wahnsinn. Ein Funke Feuer würde reichen, um die ganze Trauer weniger schmerzlich zu erleben. Keine Energie.

Die Erschöpfung lässt mich alt aussehen, dabei bin ich jung. Mein Körper lebt, aber meine Seele ist ein Scherbenhaufen, in den Trümmern einer Baustelle. Entwicklung geht nach vorne, weil: zurück ist es schwierig. Dann würde ich vielleicht noch gar nicht auf der Welt sein. So klein, wie ich mich fühle. Aber so erwachsen, wie ich schon bin.

Wie wird es weitergehen?

Sollte vermutlich ein Gedicht werden. Sorry.

Breche wieder alle Regeln der Vernunft

Nachdem ich über mein Handy einige Leute mit Nachrichten zugespamt habe und keine Antworten mehr bekam, habe ich mal nachgedacht.
Nicht wie ein normaler Mensch, der hinterfragen würde, vielleicht weniger Texte zu verschicken. Sondern in bin zurück in meine eigene Gedankenwelt abgetaucht. Und habe dieses Nichtantworten auf den Tod projiziert. Was bedeutet der Tod für mich. Was ist das?

Der Tod ist sehr still. Es gibt einfach keine Antworten auf nichts.
Außer Stille. Und ich lebe, als wäre ich auch tot. So still wie ich sein kann.
Ich kann schreien. Ich kann weinen. Ich kann lachen. Ich kann tanzen. Ich kann trampeln. Ich kann flüstern. Ich kann laufen.

Ich kann liegen. Ich kann singen. Ich kann mich im Kreis drehen. Ich kann zweifeln. Oder ich kann schweigen.
Mit einem Atemzug einen Hauch des Lebens einatmen. Und für mich behalten. Für ein paar Augenblicke. Und es dann zurückgeben. Ausatmen.
Doch der Tod.
Ich atme ein und aus.
Der Tod ist wie, wenn ich schreie und auf eine Reaktion warte. Ein vergebliches Hoffen und Bangen des Echos. Doch es gibt nichts. Außer Stille. Außer dieser Stille.
Die mir blieb, als meine Mama mich auf dieser Erde für immer verließ.
Das Verlies, in das ich mich verheddere.
Ich kann nichts tun, um sie wieder lebendig zu machen.
Ich kann nichts tun, um bei ihr zu sein.
Ich kann nichts tun, dass sie mich wieder in die Arme nimmt.
Ich kann nichts tun, dass sie mit mir spricht.
Ich kann nichts tun, um sie zu spüren.

Was geht? Es ist in meiner Möglichkeit zu akzeptieren, dass mir die Stille bleibt. Ich kann akzeptieren. Ich kann schweigen. Ich kann Frieden finden, im Schweigen. Denn es wird kein Echo geben. Nur die Möglichkeit, mit dieser Stille selbst am Leben zu bleiben.

Wie ein weiser Prophet schreibe ich hier einige Dinge. Dinge, die der Tod meiner Mama mich lehrt.
Mir wird schlecht. Ganz schlecht. Die Gefühle sind schmerzhaft. Und spürbar.
Oft verhalte ich mich so, als wäre ich schon tot. Dringe selbst nicht zu mir durch. Ein Gefühl, dass ich doch alles tun kann. Eben ohne Reaktion, ohne Antworten. Mit dem Gefühl, als sei mir mein eigenes Leben völlig egal.
Doch wenn ich meine Gedanken mal aufschreibe, dann kann es nicht stimmen. Eine verborgene Angst steigt auf. Ängste, dem Leben zu vertrauen. Mir selbst zu vertrauen.

Mich tot zu stellen, lässt mich Konflikte vermeiden. Es ist einfacher, aber nicht die Lösung.

Das kenne ich

Tränen, die innerlich fließen. Ein Leiden. Ein Schmerz. Wem könnte ich davon erzählen? Ein Gefühl. Doch wo finde ich einen Halt? Eine Hand, die tröstend ist. Wenn alles in der Welt schon längst zerbrochen ist. Wenn ich von Ort zu Ort gehe. Keine Ruhe finde. Keinen Platz habe, an dem das Weinen ein Okay verdient. Wo Angst herrscht, es könnte wieder und wieder diese Enttäuschungen, Verurteilungen und Ablehnungen geben.
Tränen, die innerlich fließen. Was heißt Vertrauen, wenn doch immer das Verlassensein bestätigt wird?

Geschlossen

Eine Reise wäre gerade schön. Nur wohin? Und ganz alleine. An einen Ort, wo es bitterlich kalt ist oder lieber die Sonne scheint? Ich kann Zugfahren oder zu Fuß gehen. Oder mein Fahrrad mitnehmen? Das Gegenteil von einer geschlossenen Station. Das ist mein Ziel. Wo ich hier um eine Erlaubnis bitten muss, damit ich nach draußen darf. Wo nicht mehr viel in meiner eigenen Entscheidungskraft liegt, wann ich die Tür selber öffnen oder schließen kann. Beschützt in einem Gebäude. Wo Personal anwesend ist, um mir vielleicht helfen zu können.

In meiner Entscheidungsfreiheit ist aber noch mein Verhalten. Es liegt an mir. Ob ich mich an die Regeln halte oder dagegen angehe. Es liegt an mir, was noch von mir und meinem Respekt zu meinen Mitmenschen übrig bleibt.

Von hier zu fliehen, ergibt keinen Sinn. Ich

habe mich freiwillig entschieden, um hoffentlich passende Unterstützung zu bekommen. Der Schutz, der hilft. Doch den Schmerz, den ich in mir trage, der findet selbst hier keinen Platz. So schweige ich, den ganzen Tag. Na ja, fast. Ein Ausbruch von Gefühlen? Das geht auf gar keinen Fall. Konsequenzen, die nicht immer logisch sind, stehen hier in der Offensive. Ein Fixierbett. Oder die Quelle zum Medikamentenschrank. Oder, die Richterin stattet einen Besuch ab, um Freiheitsentzug zu beschließen.

Da fällt mir die Selbstbestimmtheit aus der Hand. Regeln und feste Zeiten als Struktur. Aber verhalten muss ich mich ganz normal. Sage ich, was in mir los ist, dann kann es zu Missverständnissen kommen. Falsch formulierte, suizidale, fremdgefährdende Aussagen, können fatale Auswirkungen haben. Aber ein: „Mir geht es gut. Ich komme klar." Damit werde ich schnell entlassen.

Wie gesagt, es liegt an mir selbst, wie ich

mich verhalte. Oder was ich mit welchem Verhalten bewirken kann. Ich habe meine Selbstbestimmtheit. Und diese wird mir auch innerhalb eines Klinik-Aufenthaltes nicht komplett genommen.
Ich habe mir 4 Jahre vorgenommen, nicht mehr in eine Klinik gehen zu wollen. Und ich habe es nicht geschafft. Freiwillig und von mir aus, habe ich das gemacht. Damit es mir besser geht. Und dadurch, dass ich mir Mühe gegeben habe, mich auf das Programm dort einzulassen, kann ich ein wenig besser mit Situationen umgehen. Und es hat mich wieder zum Schreiben motiviert. Zu schreiben, was ich nicht in verbal ausgesprochene Sätze gepackt bekomme. Dafür war es gut. Und vielleicht war ich zu hart in dem Band Nummer 4. Vielleicht überdenke ich meine Ansichten zu geschlossenen Kliniken noch einmal. Ich konnte sehr positive Erfahrungen sammeln. Nicht unbedingt umgeben von Menschen, die ein normales Verhalten an den Tag legen. So wie ich auch

nicht. Aber mit anderen Menschen, denen es genauso beschissen ging wie mir. Von meinen Mitpatienten zu lernen, sich selbst aus einer Krise zu arbeiten. Und trotzdem Schutz durch das Eingeschlossensein bekommen.

Nette Leute kennenzulernen. Na gut, ich könnte noch an meiner Ehrlichkeit arbeiten. Ehrlich und offen zu sein. So beherrscht mich meine Angst, es nicht zu sein. Nicht das zu sein, was mich eigentlich lebendig macht. Es ist immer noch anstrengend, mit den düsteren Gedanken, die mich so ausfüllen, einen gesunden Umgang zu finden. Suizidgedanken. Darum will ich zumindest in meinen Büchern ehrlich sein. Und die Sachen schwarz auf weiß schreiben. Wenn diese Blockade so lange besteht, es nicht aussprechen zu können.

Abschiedsbrief

Warum will ich es meinen Mitmenschen antun?
Warum will ich tot sein?
Warum?
Womit?
Wieso geht es mir so?
Warum wird einfach nichts besser, was mich in meinem Kopf und in meinem Körper so quält?
Ich finde keine Antworten. Und weiß weder, wer mir helfen kann, noch was ich selbst noch tun kann.
Der Tod als einzigen Ausweg. Es ist nicht nur eine Qual, daran zu denken, sondern auch dieses drängende Verlangen, es einfach tun zu wollen. Mir sieht es keiner an. Ganz normal, so wie jeder andere.
Hilfe. Oft fühle ich mich angespannt. Traurig. Bin aber ganz alleine. Alle Schwierigkeiten. Die ganze Verzweiflung.
Zweifel. Ist es richtig zu leben mit einem

scheinbar unlösbaren, unsichtbaren Problem? Lebend in der Hölle. Ist es das, was okay ist? Oder wäre die Lösung der Stillstand. Die Stille des Todes. Wo niemand je eine Antwort auf alle Fragen bekommt.
Noch lebe ich. Mein Atem ist spürbar. Und meine ganzen Gefühle von Scham und Schuld, von Trauer zu Freude und dieses Nichts von allem ist da.
So kann es nicht weitergehen. Ich halte etwas nicht mehr aus. Und finde keine Worte, um mich verständlich sichtbar zu machen.
Suizid mit 27 Jahren. Club 27. Hoffentlich werde ich diese Zustände überleben. Sackgasse zum Verirren. Was hält mich noch am Leben. Nabelschnur als Verbundenheit zum Leben.

AUS - EIN - ANDER – SET-ZEN

Die Kunst, ein Buch zu schreiben, besteht für mich nicht darin, immer die richtigen Sätze zu formulieren.
Vielmehr ist es eine Möglichkeit, seinen Gedanken und Gefühlen eine Freiheit zu gewähren.

Manchmal würde ich auch gerne das schreiben:
Hm. Äm, mm, bla bla bla.
Weiß nicht.
Keine Ahnung.
Hm, bä, iiiiiiiii, haha, hm.
Was solls. Hi, ja, und nun, hm, Seufzer!
Das sind die kreativen Denkerpausen. Die auch wichtig sind.

Alles – Nichts

Nie – Immer
Zwischen diesen undifferenzierten Wörtern wie alles oder nichts, gibt es ja noch eine Menge anderer Wörter.
Wörter, die wichtig sind. Wichtig, um Situationen zu differenzieren. Also quasi mehrere Sichten schaffen zu können, um ein besseres Gefühl zu gewinnen.
Je genauer ich mich ausdrücken kann, desto weniger Missverständnisse würden sich ergeben. Oder desto besser würde ich Erfahrungen neu interpretieren. Alles oder nichts. Nie und immer. Das sind auch wichtige Wörter, aber sagen offensichtlich Kratzer der Oberfläche aus. Es sind für mich Grenzwörter, um sich weiter ausprobieren zu können. Darin ist jede Menge Spielraum zum Schreiben.

Polarisiert.

Zwischen Leben und Tod.
Es gibt nur dieses eine Leben.
Dieses eine.
Eine Entscheidung für das Leben.
Sterben ist sowieso vorgesehen.
Warum lasse ich diesen Gedanken nicht einfach gehen?
Im Leben.
Mal spüre ich die Energie. Habe Freude. Mich überraschen andere Menschen. Momente, wo die Sonne scheint.
Und mal fühle ich mich wohler, wenn die Dunkelheit einbricht. Bekomme Sehnsucht. Will den Stillstand.
Doch ich spüre, wie etwas in mir weint. Keine Träne will über mein Gesicht kullern. Eine innere Zerrissenheit. Zwischen Leben und Tod.
Was soll ich denn tun?
Schreiben!
Wörter für das finden, was meinem Ich

einen Ausdruck verleiht.
Wörter, die ich nie ausspreche. Ich kann reden. Ich habe eine Stimme.
Doch nicht für das, was mich im Grunde meines Seins lebendig macht.
Weine und schreie. Habe Angst. Ich kann spüren. Ich kann fühlen.
Doch eine Entscheidung für das Verarbeiten von den Schmerzen zu treffen, fällt mir schwer. So trage ich ihn mit mir herum.
Wie lange noch?
Kann es nicht endlich mal vorbei sein?
Vorbei. Bitte!
Aber wie kann ich mich irgendwo festhalten, wenn ich nicht loslassen kann?
Hilfe bitte.
Also drehe ich mich im Kreis. Diese endlose Spirale.
Im Leben.
Es gibt Momente. Die Augenblicke, wo alles gut ist. Das ist Stärke, um weiterzuleben.
Wer gibt mir das Recht, über Leben und Tod entscheiden zu dürfen. Ich selbst? Oder

gibt es eine unsichtbare Energie?

Schön.
Ein Trick, um auf schöne Gedanken zu kommen, wenn alles so blöde ist:
schön …
schönblöd
Schönheit
schönen Tag noch
schön langweilig
schönredselig
schönschön
schöner
am schönsten
schönes Leben noch

Einsamkeit

Mein Herz ist gerade ganz zerbrochen.
Ich will bei jemandem sein.
Bei jemandem im Arm liegen.
Und einfach sein.
Ohne etwas zu tun.
Ich fühle mich ganz alleine.
Stattdessen weiß ich nicht wohin mit mir.
Mein Körper spielt verrückt.
Habe ein Gefühl von Hunger ohne ein Knurren im Magen.
Suche Essen.
Suche Ablenkung.
Suche dies.
Suche das.
Eine unerträgliche Leere füllt mich aus.
Mein Inneres.
Die Einsamkeit.
Bin verbunden mit meinen Mitmenschen.
Doch dieses zerbrochene Herz will nicht heilen.
Gerate in Ambivalenzen.

Wünsche mir Nähe und lehne alles mit dem Hauch von Eis und Kälte wieder ab.
Einsamkeit.
Mein Herz ist gerade ganz zerbrochen.
Diesen Gefühlen kann ich durch das Schreiben, eine Freiheit geben, ohne negative Taten sprechen zu lassen.
Auch so bekommt die Dunkelheit einen weißen Hintergrund.

Leben durch Motivation

Jede Altersstufe hat seinen Sinn. Vom Embryo zum Baby. Vom Baby zum Kleinkind. Vom Kleinkind zum Kind. Vom Kindergartenkind zum Vorschulkind. Vom Vorschulkind zum Schulkind. Vom Schulkind zum Teenager. Vom Teenager zum jungen Erwachsenen. Vom jungen Erwachsenen zum Erwachsenen. Weiter bin ich noch nicht.

Somit bin ich ein erwachsener Mensch. Ein Erwachsener. In jeder Entwicklungsphase werden einem Dinge beigebracht. Einem Kind, das in der Trotzphase ist, muss auch lernen, dass Trotz nicht die einzige Lösung ist.

Wenn schlechte Erfahrungen gesammelt wurden oder sich schon Traumata in der Kindheit ereignet haben, kann man in der jeweiligen Lebensphase stecken bleiben. So spiegeln sich bei psychischen Erkrankungen oft kleinkindhafte Phänomene wider.

So kann ich als 27-jährige Person bei bestimmten Triggern so wie ein trotziges Kleinkind reagieren. Undifferenziert und motzig. Dabei sind die Gefühle mit bestimmten erlernten Gedanken verknüpft. Aber im Grunde gar nicht mehr passend zum eigentlichen Alter.

Ein Nachlernen und Umdenken ist notwendig, um aus dieser Spirale einen Ausweg zu finden. Eine Art Motivation, Situationen aus mehreren Blickwinkeln anzusehen.

Leben durch Motivation.

Klingt so einfach dahingeschrieben. Aber ein trotziges Kleinkind kommt auch nicht auf die Idee, tot sein zu wollen. Ausnahmen gibt es. Aber da ist es ja auch die Aufgabe von den Eltern, dem Kind einen Weg zu zeigen, wie es mit Veränderungen gut umgehen lernen kann. Eben ohne Bestrafungen, sondern im besten Fall, dem Kind zu zeigen, welche Vorteile der neue Lebensabschnitt bringt.

Nur JETZT bin ich mit 27 Jahren halt erwachsen. Und muss selber mit Unterstützung lernen, mich zu motivieren. Indem ich positiver denke. Oder Konfliklösestrategien lerne. Oder ich überlege, was die Vorteile von SELBSTBESTIMMHEIT sein können. So muss ich mir die 27 Jahre nur schmackhaft machen. Also was noch besser werden kann, wenn ich 28 Jahre alt werde.
Ich kann zum Beispiel nicht mehr in den Club 27. Die Ausbildung habe ich endlich fertig. Einen festen Arbeitsplatz in Aussicht. Hoffentlich wieder eine eigene Wohnung. Ich entscheide, was mir guttut. Ich übernehme für mich selbst die Verantwortung.
Es geht, denke ich, nicht darum, nicht auch das Gegenteil davon zu tun. Weil, wie soll ich etwas vernünftig nachlernen, wenn ich nicht weiß, wie sich das Gegenteil anfühlt? Es ist einfacher, wenn man die guten Dinge auch einfach so hinnimmt, aber learning by doing.

27 Jahre. Eine Altersstufe zum Erwachsensein. Und Verantwortung übernehmen.
Wie viel ich von Verantwortung für mein Handeln verstanden habe, zeigt sich meist dann, wenn es darauf ankommt. Ob ich gut für mich sorgen kann und wie gefestigt ich im Leben stehe.

Mache Profit aus Suizidgedanken
Wenn ich ein weiteres Buch darüber veröffentliche, in welcher Lebensphase ich mich befinde. Und offen über Suizidgedanken schreibe, profitiere ich ja davon. So hätten diese Gedanken nicht als Profitgeber einen Sinn, sondern eher, dass viele andere damit nicht alleine sind.
Was nicht heißt, dass jetzt noch mehr an solchen Gedanken dazukommen sollen.
Es ist schlimm, sich maximal unwohl zu fühlen und die Momente vom Tod als Sehnsucht der Befreiung zu erleben.
Und jeder, der so etwas durchmacht, wird hoffentlich einen für sich guten anderen

Weg finden.

Doch der Gewinn ist ja, wenn ich es schaffe, zumindest einer Person, die es nachlesen kann, wie ich mich fühle, Hoffnung zu geben, hat es einen Sinn.

Einen Sinn, die düsteren Gedanken aufzuschreiben.

Einen Sinn, Lösungen zu finden.

Einen Sinn, Verantwortung für eine Krise zu übernehmen.

Einen Sinn, die Hoffnung für den nächsten Tag niemals zu verlieren.

Tränen, die innerlich weinen

Manchmal fühle ich mich schon traurig.
Kann aber nicht weinen.
Dann fühlt es sich so an, als würde ich weinen.
Nur anders.
Innerlich. Nicht äußerlich.
Das was mich ausmacht, das bin ich innerlich.
Das was ich nach außen zeige, das bin nicht ich.
Aus Schutzgründen fühle ich mich ganz verstellt.

Das bloße Dasein

Reicht es nicht einfach aus, einfach zu sein.
Als Mensch auf dieser Welt.
Das bloße Dasein.
Ohne etwas tun zu müssen. Keine Erwartungen zu erfüllen.
Das bloße Dasein.
Als Freude, für sich selbst da zu sein. Ich bin bei mir.
Das bloße Dasein.
Für sich selbst und als Freude für andere Menschen.
Das bloße Dasein.
Das zählt doch am meisten, um in keiner Zeit gefangen zu sein.

2. Klinikaufenthalt 2023

Und auf ein neues Abenteuer. Es hat einen Monat gedauert und ich konnte direkt wieder eingewiesen werden. Einen Monat zu Hause verbringen. Es ist nicht sinnvoll, sich permanent aggressiv gegenüber anderen Menschen zu verhalten. Meine Gedankenäußerungen haben mich wieder in eine geschlossene Station gebracht. Auf 3 verschiedenen Stationen untergebracht. Zwischendurch habe ich überlegt, ob ich nicht einfach einen Mietvertrag unterschreiben sollte. Immer und immer wieder lande ich dort. Habe so genug davon.

Und jetzt bin ich ein freier Mensch. Vorher auch, aber frei in dem Sinne, abhängig von mächtigeren Menschen zu sein. So unterwürfig habe ich mich lange nicht mehr gefühlt.

Na, wenn ich die ganze Zeit Bücher über meine intimsten Erlebnisse schreibe, mache ich ja so etwas wie einen 31er. Aber was

will ich den Kram für mich behalten?
Nach längerer Zeit eingesperrt, steht das Leben was hier draußen stattfindet, einfach noch. Nichts ist anders. Nur ich selbst. Meine Empfindungen. Der Anfang, wieder in Beruf oder Sport und allgemeine Freizeit einzusteigen, ist schwierig. All die Fragen, warum ich die ganze Zeit nicht da war, beschämen mich total. Soll ich ein Märchen erfinden? Oder den Leuten die fucking Wahrheit ins Gesicht sagen? Hey Leute: „Ja, ich komme aus der Psychiatrie!“ Nehmt euch in Acht, ich bin im Grunde noch weiterhin sehr gefährlich.
Oder sollte ich lieber sagen: „Hey, ich bin ein freier Mensch und resozialisiert worden.“ Es hat Erfolg gezeigt.

Womit ich mich die meiste Zeit beschäftigt habe, war basteln. Das könnte ich hier mit veröffentlichen. Aus Zeitschriften habe ich so Sachen ausgeschnitten und Texte und Bilder in ein Buch geklebt. Also das, was ich hier jetzt abtippe, ist also weniger mein eigenes Gedankeneigentum.

„Dass ich es geschafft habe, ist wie ein Mittelfinger für all jene, die mir nichts zugetraut haben.“

Was für ein Tag!

Hier passt was rein!
Dunkle Seiten.
Das Böse fasziniert. Es schlummert in jedem von uns.
Schwerpunkte, wutentbrannt, Entdeckung, Zukunft.
My life – Lesespaß für ein gesundes Leben
www.menschenfuermenschen.de
Therapeutin bricht ihr Schweigen
Schritt für Schritt
Das Problem – vertuschte Tragödie
Ändert doch nichts!
Ganz nah am Wasser gebaut.
Zoff um die …
Krankheiten und Schädlinge.
Maßnahmen gegen den Zusammenbruch.
Feuer und Flamme.
Lösung 1: Feuer, Wasser und bunte Blüten
Den zweiten Lösungsvorschlag finden Sie auf der nächsten Seite;
Gemeinsam für ENERGIEWECHSEL ist

Arbeit

Favoriten

Bewährte Mischkulturpartner für Kästen und Töpfe sind Pflücksalat und Radieschen. Auch Knoblauch und Monatserdbeeren vertragen sich gut. Frühlingszwiebeln passen zu Kohlrabi oder Frühmöhren. Nicht zusammen pflanzen sollte man Salat und Petersilie oder Schnittlauch und Erbsen.

Erstaunliche Vielfalt

Lösung 2: mit besonderer Ausstrahlung; gut geschützt vor fremden Blicken

HAPPY BRAIN; HAPPY YOU

fit + gesund

Leben verändert.

Sauber

WICHTIG WICHTIG

Natürlich gesund

Starker Duft

Praxis Tipp

erleben + endecken

planen + gestalten

fit + gesund

pflanzen + pflegen
Natürliche Ressourcen nutzen
Schon gewusst?
Machen. Wirkt!
Hier könnte Ihre Anzeige stehen …
Interessiert? Wir beraten Sie gerne!
10 Ideen mit Wohlfühl-Tipps, aber nicht Ihre
1 Alle Wege führen irgendwo hin.
2 Wenn ein leichtes Kribbeln auftaucht, dann ist es schwer, aufzuhören.
3 Auf und ab mit attraktiven Menschen.
4 Raffinierte Lösung für ausweglose Situationen.
5 Gib mir fünf!
6 Selber bauen
7 Lieblingsperson.
8 Schutz für die Menschheit
9 Gesundes von Bäumen
10 Denk dir selbst etwas aus!
Selbst ist die Freiheitsliebende
Alles Liebe
Allein gegen alle (angeschlagen,

gedemütigt, besessen)
MY STYLE
MY STATEMENT
Giftige Gefahr
Verzweifelt
Ich habe mein Grabmal schon ausgewählt.
Die Angst
Realität
Abgeschnitten
Ein Leben mit mir ist hart.
Das sind ja mal gute Nachrichten.
Grenzen
Für alle Menschen einsetzen, die Wut äußern.
Ja
Ein Quantum Trost
Echo
Gewinner
Eine gerechte Welt ist unbezahlbar.
Bleiben Sie in Kontakt mit Ihren Liebsten.
Glückslos
Kolumne – Geniale Idee
Saubere Arbeit

Chillen; probiere, entdecke und erlebe es selbst!

Auf der Sonnenseite

„Wir haben den emotionalen Teil sträflich vernachlässigt!“

Deine Wünsche sind unser Antrieb.

Für alle, die durstig nach Wissen sind.

Denk negativ; Wir sollen stets freundlich und achtsam sein, predigen Wissenschaftler. Unsere Kolumnistin aber glaubt fest an die Giftschlange in ihr.
Geheimnisvoller denn je!

Sozialneid

Es aß einmal ein reicher Mann
gern Lunge, Leber, Niere.
Und klopfte bei dem Armen an:
„Ich zahle was für Ihre."
Der Arme gab ihm alle her,
zwei Nieren, Leber, Lunge.
Da würde ihm das Atmen schwer.
Er sprach mit matter Zunge:
„Ach wäre ich doch reich wie du,
dann müsste ich nicht erkalten."
„Sozialneid!", rief der Reiche, „buh!"
Und hat das Geld behalten.

Schön schmutzig

Denk noch mal
Die Perspektive macht den Unterschied.

Nimm mich mit!
Um jeden Preis

Wir
Du
Das hält uns warm

Die Diagnose: Vorsicht, zerbrechlich

Jetzt ist Schluss

Zeit für mich!
Schockierendes Psycho-Drama!
Unheilbar krank
Wie krank
Alle Schalter an

„So etwas vergisst man nie!“
Erst kam der Schmerz: Brennend und stechend, dann die Diagnose

Das traurige Schicksal
Hört das denn nie auf?

Rätselhafte Symptome
Im Schutt vereint
Die Sorge ist quälend für alle

Wann erwachen wir aus dem Albtraum?

Ist es zu spät für ein Happy End? Es scheint fast so …
Die letzten Monate waren nicht einfach
Trauer und Trost
Weißt du noch …
„Ich habe auf Herz und Bauch gehört."
Voller Emotionen
Zählt man nur die arbeitsfreien Stunden, geht es uns gut. Und dennoch fühlen wir uns rastlos, aufgerieben zwischen zu vielen Erwartungen. Was hilft?
Fragen und Antworten
Denn tragischerweise erkennt man Sorglosigkeit immer erst, wenn sie vorbei ist.
Wolken des Glücks
Überraschung
Tipps für mehr Resilienz, so stärken sie Ihre seelische Widerstandskraft
Auch sie rebelliert

„Jetzt beginnt meine beste Zeit!“
Das Leben zu ändern
Alltag mit anderen Augen sehen
Neue Kraft fürs Leben
Aktiv durchs Leben
Offen für die Liebe, aber …
Aus Angst, etwas zu verpassen, verpassen wir das Leben
Genuss mit Geling-Garantie.
Was uns stark macht
Die Physik der Liebe
Inneren Geräuschpegel senken
Den Hörsinn verstehen
Entdecke die Schätze

Zeichen der Zeit

Sei dir bewusst, dass du da bist.
Als Mensch mit all deinen Fähigkeiten.
Das Leben soll keine Bestrafung, sondern eine Freude sein.
Beschütze das, was lebendig ist.
Setze dich dafür ein.
Bewahre deine Leidenschaft.
Lebe mit der Zeit. Im Hier & Jetzt.
Lebe mit Liebe und Respekt.
Sei dankbar für das, was du bekommst, nehmen und geben darfst!

Heute nach einiger Zeit

Heute nach einiger Zeit versuche ich mal wieder, meine davonfliegenden Gedanken einzufangen.
Zurzeit werde ich öfter traurig und weiß nicht genau warum?
Nachdem ich den 2. Klinikaufenthalt offiziell beendet habe, weil ich fremdbestimmterweise entlassen worden bin, habe ich ein neues Resultat erworben.
Wenn mich noch mal irgendwer in eine Klinik stecken will, auch wenn ich zustimme, dann rufe ich die Polizei.
Hier muss mal gründlich etwas geklärt werden.
Da kreist es und kreist alles im Kreis.
So seit ungefähr 6 Wochen fühle ich mich niedergeschmetterter als zuvor. Die Aggressionen stauen sich an.
Ich fühle mich so gefangen. Gar nicht frei.

Nur tot sein wäre schöner. Das ist mein Lieblingsspruch, wenn meine „Ich habe genug vom Leben-Stimmung“ wieder ausbricht.

Überkreuz

Die Therapeutin sagt: „Wenn sie mich nicht kennen würde, dann würde sie denken, was da für eine scheinheilige Person vor ihr sitzt.“
Und ich soll im besten Fall logisch denken.
Klappt schon ein bisschen.
Zwischenzeitlich hatte ich einen Gedanken angefangen zu denken, der so abrupt wieder verschwunden war. Wie eine farbige Ecke vom Zauberwürfel, tauchte er auf, verdreht. Und doch irgendwo hingehörend. Nur wo?
Wenn ich ihn noch wüsste.
Ein Gedanke darf ein Gedanke bleiben.
Hm. Denkfreiheit.
Ist doch alles blöde. Ich finde alles toll. Umzüge machen meiner Meinung nach erwachsen. Das weiß mein digitales Tagebuch bisher noch nicht.
„Du, lieber Bildschirm, auf dem ich schwarze Worte auf weißem Hintergrund abtippe. Ich bin umgezogen. Wieder

zurück. Zurück, wo ich angefangen habe, im Betreuten Wohnen zu leben."
Es ist auch erst zwei Wochen her. Einen Ort entfernt, wo ich davor war. Richtig realisiert habe ich es nicht. Ich weigere mich nur, um unangenehmen Gefühlen zu entgehen. Wenn ich versuche, mich in die Gruppe einzumischen, dann vermisse ich das, was war?

Die Arschlochseite

Vermutlich bin ich so dumm, blöde, bescheuert, hässlich, gemein, im Weg, zu viel, Abschaum der Welt, wo andere Menschen es lieben, mich zu hassen.
Aber ich glaube nicht deswegen, das sind nur Symptome, die mich auszeichnen. Sondern, ich denke, dass ich gehasst werde, weil ich eine eigene Meinung habe. Ein freier Mensch bin. Eine Stimme zum Reden habe. Aber, wenn ich dafür abgelehnt werde, dann hasse ich die Welt halt zurück. Dann bin ich eben ein Arschloch, das keiner haben will. Weg. Weg. Weg. Hau ab.

Sei lieber lieb.
Sage keinen Piep.
Falle nicht auf.
Sonst bist du raus.
Werde lieber ein Dieb.
Deine Lügen werden gut gesiebt.
Verstecke dein Gesicht.

Steche anderen besser die Augen raus.
Weil alle denken, du seist die kleine, liebe Maus.
Komm heraus.
Aus deinem Schneckenhaus.
Damit du siehst, die Welt ist immer noch ein grauenvoller Ort.
Vertraue nicht leichtsinnig.
Schlage besser um dich.
Zeige deinen Arsch, damit keiner mehr was mit dir zu tun haben will.
Fliege davon.
Dann hast du bald gewonnen.

Verbindungen meiner Logik

Ich bestehe aus so viel Angst, dass mich der Mut dahinter bestärkt, auf meine Gefühle zu hören.
Meine Wut ist so verschlossen, dass mir der Schein ein Lächeln ins Gesicht zaubert.
Meine Trauer ist so überwältigend, dass mir der Leichtsinn einen Weg nach vorne zeigt.
In meinen Gedanken sieht mein Körper so schmutzbedeckt aus, dass ich immer auf der Suche nach bedingungsloser Liebe bin.
Die Schuldzuweisungen durch andere, die ich wie ein Schwamm aufsauge, geben mir die Kraft, stärker zu sein, als das was andere über mich denken.
Meine Selbstzweifel lassen mich überprüfen, was ich tue, sie geben mir die Chance an meiner Beständigkeit zu arbeiten.
Meine Scham lässt mich wie ein Geist verschwinden, der schamlos zeigt, dass er durch seine Existenz an Bestätigung und Selbstbewusstseins gelangt.

Und verschwinden lässt, was unangenehm ist, damit ich sichtbar werde.
Die Verzweiflung ist wie eine Sackgasse, die einen überrascht mit den Worten: „Fehlalarm!“ Wodurch im Hintergrund die Hoffnung erscheint.
Alle gegen mich gerichteten Aggressionen sind wie ein Kapitalverbrechen meiner Würde. Sie zeichnen meine Fehlbarkeit. Sie geben mir die Entscheidungsfähigkeit, mich zu rächen oder zu verzeihen.

Baustellen mit anderen Personen

Na ja, die meisten meiner Schwierigkeiten bestehen nicht, dass ich so verrückt bin, sondern weil ich die Konflikte mit anderen Menschen nicht gut gelöst bekommen habe. Aber was ginge, ich kann noch mehr Abschiedsbriefe schreiben.

Pflegemutter

Hallo Anette,
Schon lange wohne ich nicht mehr in eurem Haus. Der Auszug damals war spontan. Von jetzt auf gleich. Meine Handynummer hast du ja. Und zu meinem Geburtstag gratulierst du mir. Doch was antworte ich dir? In der letzten Nachricht kam die Aussage: „Ich würde mich freuen, wenn du kurz schreibst, ob es dir soweit gut geht!"
Baff. Was soll ich?
Also das ist eine sehr komplizierte Angelegenheit. In Wort und Schrift kann ich mich rächen. Hab am Ende ein fertiges Buch in der Hand. Und dann geht es mir bestimmt gut.

Antwort 1:
Hallo, liebe Anette,
natürlich geht es mir gut. Damit du dir diesen fatalen Fehler nicht eingestehen musst, mir weh getan zu haben. Schrubbe den

Dreck von meiner Seele, bis sie blutet.

Denn dein Schein, lässt deinen Schmutz an mir nicht ungeschehen.

Vor Gericht kann ich dich ja wahrscheinlich nicht bringen, aber mich in Wort und Schrift an dir rächen, bis ich eines Tages bereit dazu sein werde, dir zu vergeben. Heißt aber auch, dass ich mir selber dazu vergeben muss, habe ich in der Therapie gelernt. Logisch zu denken.

Klinikaufenthalt Nummer 3 2023

Es ist nicht so das beste Jahr. Meine Seele muss gesund werden. Bevor ich eingewiesen worden bin, da stand die Zeit einen Augenblick langstill. Wie bei ICE Age, wo die in manchen Szenen in Eiswürfeln eingefroren werden. Die ganzen Jahre über war ich in meinem eigenen Spiegellabyrinth gefangen, ohne es zu merken.

Ich erlitt einen psychotischen Schock. Es durchzog meine Knochen und Glieder. Kopf und Verstand waren in verschiedenen Altersstufen unterwegs. So war ich 5 und 13 Jahre gleichzeitig in meinem Kopf. Nur das geht nicht. Ich dachte auch, ich wäre ein Parallelogramm.

Und als ich nach draußen ging, wollte ich mir einen Fahrradhelm kaufen. Also einen Astronautenhelm.

Im Betreuten Wohnen gab es den super

Knall. Ich habe niemanden weh getan, zum Glück. Nur sehr viel geschrien und alle Märchenbücher in meinem Kopf durchgeblättert. Und sie gingen fort, an einen nimmer fernen Ort.

An dem Tag, wo ich eingewiesen worden bin, wurde mir klar: „Ich besitze eine animalistische Superkraft."

Wohl eher in meinen Träumen, weil ich wegen meiner Krankheit ein Neuroleptikum benötige.

Ist okay. Hätte ich nicht eingewilligt, wäre der Aufenthalt bestimmt noch ein paar Jahre. Ich habe es auch schon mit Beten versucht, aber festgestellt habe ich, dass es nur einen bescheuerten Kotzbrocken gibt.

Der Gott, der mich schuf, wo ist dieser verdammte Vollidiot? Mäuschen, Mäuschen, sag mal Piep.

Nicht existent. Na also, wusste ich aber schon immer.

Verarbeitung von der Prostitution

Meine Güte.
Ich sage nein.
Es muss doch nicht so sein. Hänge hier.
Gefangen in einem Gebäude.
Hinter verschlossenen Türen.
Meine Güte, ich sage nein.
Warum sollen auch noch so viele Medikamente in mich hinein.

Ich wollte es doch alles nicht. Und trotzdem ging meine Mama für immer fort. Heute vor 6 Jahren habe ich es getan. Stieg in fremde Autos ein. Wies mich ein. In ein Band. Aus roten Schnüren. Eine Diva spielend mit einem Knöll aus kaschmirweicher Wolle.
Warum nur habe ich es getan?
War mir das Elend als Kind nicht so gut gelungen, um Leidenschaft meiner Kindheitsqualen mich mit meinem Kopf gedrungen?

Von links nach rechts. Von rechts nach links.

Da drangen Wesen in mich hinein. Und nun sage ich endgültig nein. Spucke sie dir wieder vor die Füße. Das Leid, der Neid, das einst geschmeidige Kleid. Hänge es zum Trocknen auf. Dann bleiben vor Grellheit nur noch diese grauen Elendsfetzen. Wann ist es vorbei. Gestern, Heute oder doch schon am nächsten Morgen. Kann ich meine Arme frei bewegen? Mich lösen von Zuhälterei. Denn mein Mund ist jetzt frei.

Seine Laute schreien. Nein. Missbraucht will niemand sein. Nein.

Kauernd in meiner Ecke.

Als kleines Kind. Nehme ich es an meine eigene Hand. Ein Schrei. Ein Schmerz. Zwei Hände.

So zieh ich mich in neue Gewände.

Neu und schön. Rein und satt. Vollkommenes Glück. Vergeben soll mir sein.

Und die Sünder jeder noch so düsteren Nacht sollen schwinden. Schwindet fort ihr

Geisterlein. An einen nimmer fernen Ort. Lasst mich in Frieden. Sonst muss ich euch erst kriegen. Kriegen und endgültig besiegen.

Frei.

Mein Leben darf ich endlich leben. Dankeschön. Ich bin zum ersten Mal dankbar, dass mir diese Klinik hilft.

In Band 4 konnte ich es noch gar nicht annehmen. Jetzt aber schon. Ich werde stark gemacht. Von vielen Sachen.

Hausaufgaben

Hier in dem Krankenhaus habe ich psychologische Hilfe. Ich kann jedem raten, sich auch Unterstützung zu suchen. Na ja, es war wohl kein Zufall, dass ich dieses Jahr eine enorme Sachbeschädigung begangen habe. Zerstörung. Es hat damit angefangen, dass meine Oma letztes Jahr gestorben ist. Fast genau vor einem Jahr. Und diese unbändige Wut, die ich nach dem Tod meiner Mama nicht fühlen konnte, musste wohin. Ausdruck von einer Rage in Wucht.

Es gibt da noch ein Geheimnis, das ich selbst erst vor Kurzem gelüftet habe. Ich hatte eine Pflegeschwester. Und sie hatte eine Freundin. Und sie ist an Leukämie gestorben.

Ich hätte nie gedacht, darin mal einen Zusammenhang zu sehen, dass es das war, was zu meinem eigenen und meines kleinen Bruders Leidensweg führte.

Ich kam in die Pflegefamilie. Josephine,

war schon einen Monat vor mir eingezogen. Im März zog ich ein. Im Juni starb meine Mama. Und dann?

Und dann.

Die Büchse der Pandora ist nun offen. Ein langer Leidensweg, den ich leider gehen musste. Josephine hatte eine Freundin. Sontje war ihr Name. Erst starb meine Mama und heute ist der Todestag meiner Oma. Sie starb vor einem Jahr.

Die Adresse meiner Aggressionen, sie gehören zu meiner Mama. Und zu dem Tod von Josephines damaliger Freundin.

Hier im Krankenhaus habe ich eine Aufgabe bekommen.

Brief an meine liebe, böse Mama

Hey, ich bin's deine Julia Samantha.
Dir war wohl nicht klar, was dein Sterben und dein Tod mit mir angerichtet hat. Wie eine Polaroidkamera, schwarz und weiß, schicke ich dir diese Worte. Denn es ist längst Vergangenheit. Damit mein Leben auch ohne dich in bunten Farben weitergehen kann, wird es Zeit, dir tschüss zu sagen. Noch einmal gehe ich zurück. In Gedanken, in deinen Bauch. Wo deine Zweifel schon klar waren: „Du willst mich gar nicht haben." Weil du dir deine Überforderung mit deinem eigenen Leben nicht eingestehen konntest. Vier Geschwister. Alle vier kamen wir aus dir heraus. Und ich blieb bis jetzt immer die kleine Maus.
Wie laut müsste ich brüllen, damit ich merke, wie es mir selbst erging? Wie laut, Mama, müsste ich innerlich schreien?

Damit ich dich aufwecken kann – von den Toten? Gar nicht. Weil tot ist tot. Und kalt und deine leere Hülle blieb.
Ich hasse dich für dein Gehen. Hass wird zu Trauer. Und Trauer vereint mit Freude zu Mitgefühl. Eine geheime Tinktur. Mama. Wo bist du?
Als kleines Kind fingen die Misshandlungen schon an. Mama, mir, meinem Körper wurde weh getan. Verwahrlost lief ich herum. Grenzenlos. Ist dir klar, dass ich hätte sterben können?
Ich bin froh, dass ich dich endlich gehen lassen kann. Lass mich bitte los, Mama! Tod! Dann wäre ich endlich frei.

Brief 2 - Lieber Brief an Mama

An meine Mama,
hey ich bin's noch mal. Deine Tochter Julia. Letztes Jahr ist Oma gestorben. Heute vor einem Jahr. Und ich bin in Rage geraten. So doll wie noch nie zuvor in meinem Leben. Mama, weißt du was? Ich wollte dir einen Brief schreiben, worüber ich dankbar war und jetzt bin.

Ich war dankbar, dass du mir trotz meines Übergewichts passende Kleidung genäht hast. Dadurch war ich anders als andere Kinder, aber du hättest mich auch nackt herumlaufen lassen können. Das, was du noch konntest, hast du für mich getan. Es ließ mich wie ein Unikat aussehen.

Danke, dass wir beide so herzhaft zusammen lachen konnten.

Es war zu spät, weil du wusstest es, dass du sterben wirst und ich wusste es auch. Telepathisch waren wir verbunden.

Danke, dass du mich gelehrt hast, wie

wichtig es ist, Hilfe anzunehmen. Weil du dir nie welche für mich gesucht hast. Bis auf die beiden Pflegefamilien.
Danke, dass ich mit dem Leiden nicht länger alleine fertig werden muss. Denn es gibt Menschen zum Reden.
Ich hätte mir so sehr gewünscht, dass du mehr mit mir über deine Krankheit geredet hättest. Einmal zeigtest du mir eine MRT-Aufnahme. Dadurch wollte ich so gerne lange Zeit Krankenschwester werden.
Danke, dass du mir es zugetraut hast, die letzten Monate und Wochen deines Lebens mit mir zu teilen. Aber ich war noch ein Kind. Ich habe es für uns beide ausgehalten. Habe dich gehasst, dafür dass wir es leichter hätten haben können.
Danke, Mama, dass du gestorben bist. Weil jetzt kann ich die kleinen Momente im Leben sehen. Und mir ist bewusst, jeder Tag kann auch mein letzter sein.
Danke. Denn nur der Tod zeigt dem Leben seine Grenzen.

Und im Leben gibt es Spielregeln, an die ich mich zu halten habe.
Danke, dass du meine Entwicklung nicht gefördert hast, denn jetzt schlage ich Profit daraus. Denn meine Fantasie will jeder haben.
Danke, dass du mich deine Schmerzen spüren lassen hast. Sonst hätte ich wohl nie begriffen, wie beschissen deine Krankheit ist.
Du hattest Krebs im Hirn. Ich in meiner kleinen Seele. Ich brauche ein Aquarium, wo er seine Grenzen hat. Wo er meckern, wüten und ein bisschen toben darf.
Mama, dieses Jahr bin ich schon das 3. Mal in der Psychiatrie. Ein Oktopus hat 3 Herzen. Und meine Geschichte gleicht einem Spielfilm. Findet Nemo und findet Dori.
Lange Zeit hatte ich so Heimweh. Meine Barbiepuppen habe ich so sehr vermisst.
Alle meine materiellen Lieblingssachen. Alles weg. Was bleibt; bin ich. Ich bin wichtig.
Du hast mich gar nicht spielen gesehen.

Das kleine Wesen. Meine Grundpersönlichkeit braucht einen Raum zum Leben.
Viel Zeit, Verstand, Ruhe und meine Freunde. Übrigens war ich schlau durch dich geworden. Weil ich ins Betreute Wohnen gezogen bin. Hmmm. Da bekomme ich Hilfe.
Deine Julia Samantha.

Frieden

Entschuldigung an Josephine.
Es tut mir leid für dich, dass Sontje früher sterben musste. Sicher warst du sehr traurig. Ich war immer auf deine laute Stimme und deine Wut eifersüchtig. Dein Selbstbewusstsein hätte ich gerne selbst gehabt. Du hast gelitten und ich. Und mein kleiner Bruder auch. Ich bin im Stillen laut und ich kann brüllen, wenn es darauf ankommt. Ich bin ich und du bist du. Danke, dass du mir ein Vorbild warst. So kann ich es in Zukunft auch für andere sein!

Ende

Die Autorin Julia Zeiss beendet Band Nummer 5. Und taucht für eine Weile ab. Auf zu neuen Ufern. Ab durch Wellen, Sturm und Weltmeere.
Und dann segle ich zurück, bis Buch 6 einen Anfang hat.

Mehr von Julia Zeiss bei DeBehr

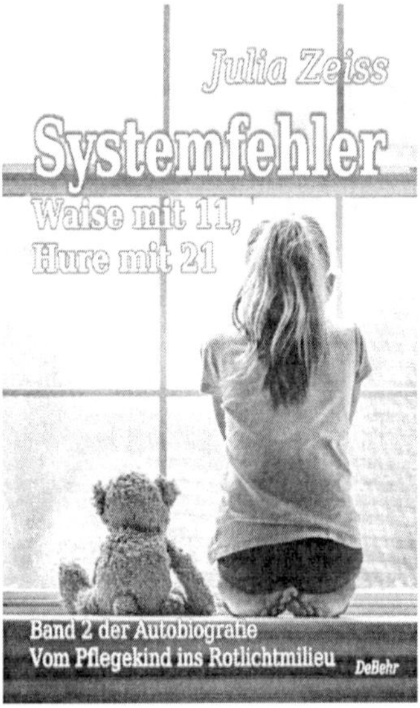

Der Tod meiner Mutter riss ein Loch in meine Seele, das nie wieder heilte. Und niemand verstand mich. Seitdem fühlte ich mich als Fehler im System. Ich habe versucht, diesen Verlust auf vielfältige Art zu überwinden. Fast wäre ich dabei selbst gestorben. Die kleine Julia verliert ihre Mutter und gerät in die Mühlen der amtlichen Vormundschaft. Unverstanden von der Pflegefamilie, verlacht von Mitschülern leidet sie still, denn zu trauern bedeutet Ablehnung von denen, die nun ihr neues Zuhause sein sollen. Das Martyrium hält Jahre an. Um den Schmerz zu betäuben, flieht sie eines Tages ins Bordell… Die Autobiografie eines entwurzelten, misshandelten Kindes.

Taschenbuch mit 206 Seiten, Preis: 9.95 €,
ISBN: 9783957537324

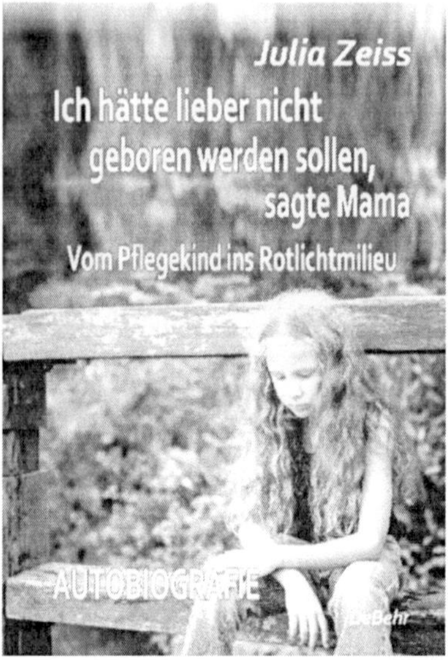

Mama gab mir ihre letzten Worte mit auf den Weg: „Es wäre besser gewesen, wenn es dich und deinen Bruder nie gegeben hätte!“ So etwas sagten bestimmt nur Mütter, die zu lange an Krebs litten, und nicht, weil sie schlechte Mütter waren, hoffte ich inständig. Und dann war Mama tot. Bald darauf bekam ich genau eine Stunde, um zuhause meinen Koffer mit meinem alten Leben zu packen. Meine neuen Pflegeeltern waren wenig mitfühlend. Wie der letzte Dreck am Straßenrand, der es nicht einmal wert war, aufgefegt zu werden, so fühlte ich mich jahrelang …

Die kleine Julia ist gerade einmal 11 Jahre alt, als ihre Mutter den jahrelangen Kampf gegen den Krebs verliert. Das Mädchen kommt in eine Pflegefamilie, fühlt sich dort wie ein Fremdkörper, wie ein fünftes Rad am Wagen. Kindheit und Jugend werden durch Trauer und Trostlosigkeit bestimmt. Dann gerät sie ins Rotlichtmilieu, erlebt brutale Abgründe. Und wird fast ermordet. Was kann ein Mensch ertragen, ohne endgültig zu zerbrechen? Die Autobiografie eines entwurzelten, misshandelten Kindes.

Taschenbuch mit 194 Seiten, Preis: 10.95 €, ISBN: 9783957536938

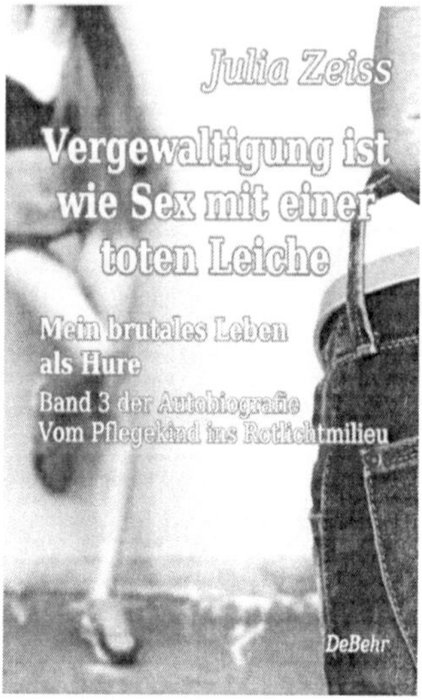

Der Tod meiner Mutter riss ein Loch in meine Seele, das nie wieder heilte. Ich habe versucht, diesen Verlust auf vielfältige Art zu überwinden. Fast wäre ich dabei selbst gestorben.

Die kleine Julia verliert ihre Mutter, als sie gerade einmal 11 Jahre alt ist. In der Pflegefamilie, in der sie später aufwächst, sind Geborgenheit und Liebe Fremdwörter. Als sie Jahre später ins Rotlicht abtaucht, erhofft sie sich die Anerkennung der Freier. Doch das Geschäft ist schmutzig und hart. Eines Tages wird sie brutal vergewaltigt. Die erschütternde Autobiografie eines entwurzelten, misshandelten Kindes.

Paperback mit 112 Seiten, Preis: 9.95€,
ISBN: 9783957539311

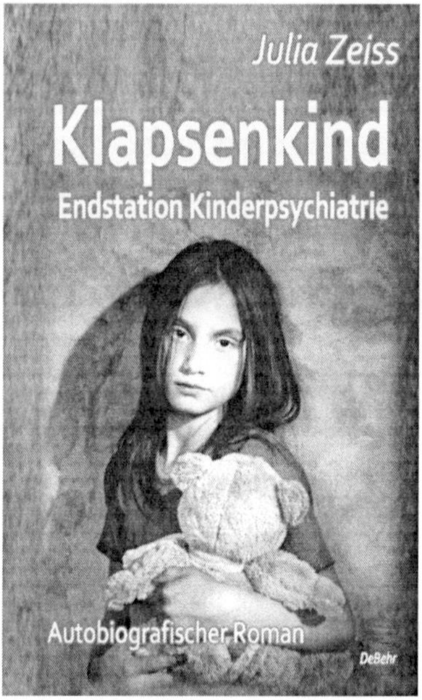

ES GIBT MOMENTE IM LEBEN, DA BLEIBT EINEM GAR NICHTS ANDERES ÜBRIG, ALS VERRÜCKT ZU WERDEN. Die kleine Julia verliert früh ihre Mutter. In der Pflegefamilie, in der sie aufwachsen soll, herrschen Kälte und Ablehnung. Verzweifelt sieht das Mädchen nur einen Ausweg, um wieder mit seiner Mutter vereint zu sein. Nach einem Suizidversuch landet Julia in der Kinder- und Jugendpsychiatrie. Bald stellt man sie mit Tabletten ruhig. Doch echte Hilfe sucht das Kind auch hier vergeblich. Stattdessen lernt das Mädchen dort jede Menge „Verrückte“ kennen. Die erschütternde Autobiografie eines einsamen, misshandelten Kindes.

Taschenbuch mit 90 Seiten, Preis: 9.95 €,
ISBN: 9783957539922